中医师承学堂

《中医四大经典诵读口袋书》书系

书系主编：陈建国

# 《神农本草经》

## 诵读口袋书

陈润东　整理

U0273465

中国中医药出版社

·北　京·

**图书在版编目（CIP）数据**

《神农本草经》诵读口袋书 / 陈润东整理 . —北京：
中国中医药出版社，2020.12
ISBN 978-7-5132-6495-2

Ⅰ . ①神… Ⅱ . ①陈… Ⅲ . ①《神农本草经》—通俗
读物 Ⅳ . ① R281.2-49

中国版本图书馆 CIP 数据核字 (2020) 第 210915 号

---

**中国中医药出版社出版**
北京经济技术开发区科创十三街 31 号院二区 8 号楼
邮编：100176
传真 010-64405721
三河市同力彩印有限公司印刷
各地新华书店经销

开本 880×1230 1/64 印张 2.25 字数 54 千字
2020 年 12 月第 1 版 2020 年 12 月第 1 次印刷
书号 ISBN 978 – 7 – 5132 – 6495 – 2

定价 15.00 元
网址 www.cptcm.com

**社 长 热 线** 010-64405720
**购 书 热 线** 010-89535836
**维 权 打 假** 010-64405753

**微信服务号** zgzyycbs
**微商城网址** https://kdt.im/LIdUGr
**官 方 微 博** http://e.weibo.com/cptcm
**天猫旗舰店网址** https://zgzyycbs.tmall.com

如有印装质量问题请与本社出版部联系（010-64405510）
版权专有 侵权必究

# 编辑前言

按"理法方药"划分，《黄帝内经素问》《黄帝内经灵枢》偏重理法，《伤寒杂病论》《神农本草经》偏重方药。这种"中医四大经典"版本，成为越来越多中医临床者、学习者诵读与研修的选择。

在脍炙人口的《经方实验录》中，有一段诵读中医经典的生动场景：

明窗净几，焚香盥手，恭展《伤寒论》，凝神细读。

恍然见标题曰"辨太阳病脉证并治上"数大字。

窃谓在此寥寥数字中，仲圣垂教之精义，仿佛尽之矣。

……

仲圣在千百年前之昔日，以此法治病，"既至京师，为名医，于当时称上手"。

吾人在千百年后之今日，以此法治病，亦

"用之多验",与昔几无以异。

推而广之,后人在千百年后之他日,以此法治病,亦必效如桴鼓,与今日无殊。

目前,中医经典教学所用教材,大多是把《黄帝内经素问》《黄帝内经灵枢》《伤寒论》《神农本草经》进行"打散原文,重新组合",按证分类。因此,每个研修经典的中医学子,都需要一本四大经典原文、原顺序的白本。此前,我们策划编辑、分册出版了《四大经典大字诵读版》(包含《黄帝内经素问》《黄帝内经灵枢》《伤寒杂病论》《神农本草经》四册)。应广大读者的要求,我们本次推出《中医四大经典诵读口袋书书系》,以期成为热爱经典的读者"装在口袋中,随手能查阅、随时可诵读"的必备掌中宝。

本书(《〈神农本草经〉诵读口袋书》)邀请广东省中医院陈润东主任医师整理。

刘观涛

2020 年 2 月 1 日

# 目　录

## 中 品

## 下　品

# 序 录

上药一百二十种，为君，主养命以应天，无毒，多服、久服不伤人。欲轻身益气、不老延年者，本上经。

中药一百二十种，为臣，主养性以应人，无毒有毒，斟酌其宜。欲遏病补虚羸者，本中经。

下药一百二十五种，为佐使，主治病以应地，多毒，不可久服。欲除寒热邪气、破积聚、愈疾者，本下经。

三品合三百六十五种，法三百六十五度。一度应一日，以成一岁。

药有药物一百二种作君药，有君臣佐使，以相宣摄合和，宜一君、二臣、三佐、五使，又可一君、三臣、九佐使也。

药有阴阳配合，子母兄弟，根茎花实，草石骨肉。有单行者，有相须者，有相使者，有相畏者，有相恶者，有相反者，有相杀者。凡此七情，合和视之，当用相须、相使者良，勿用相恶、相反者。若有毒宜制，可用相畏、相杀者，不尔，勿合用也。

药有酸、咸、甘、苦、辛五味，又有寒、热、温、凉四气及有毒无毒。阴干暴干，采造时月生熟，土地所出，真伪陈新，并各有法。

药性有宜丸者、宜散者、宜水煮者、宜酒渍者、宜膏煎者，亦有一物兼宜者，亦有不可入汤酒者，并随药性不得违越。

欲疗病，先察其源，先候病机。五脏未虚，六腑未竭，血脉未乱，精神未散，服药必活。若病已成，可得半愈。病势已过，命将难全。

若用毒药疗病，先起如黍粟，病去即止。若不去倍之；不去十之。取去为度。

疗寒以热药，疗热以寒药。饮食不消，以吐下药。鬼蛊毒，以毒药。痈肿疮瘤，以疮药。风湿，以风湿药。各随其所宜。

病在胸膈以上者，先食后服药。病在心腹以下者，先服药而后食。病在四肢血脉者，宜空腹而在旦。病在骨髓者，宜饱满而在夜。

　　夫大病之主，有中风；伤寒；寒热；温疟；中恶；霍乱；大腹水肿；肠澼；下痢；大小便不通；贲豚；上气；咳逆；呕吐；黄疸；消渴；留饮；癖食；坚积癥瘕惊邪；癫痫；鬼；喉痹；齿痛；耳聋；目盲；金疮；踒折；痈肿；恶疮；痔；瘘；瘿瘤；男子五劳七伤、虚乏羸瘦；女子带下、崩中、血闭、阴蚀；虫蛇蛊毒所伤，此大略宗兆。其间变动枝叶，各宜依端绪以取之。

上

品

**丹砂**

味甘，微寒。

主身体五脏百病，养精神，安魂魄，益气，明目，杀精魅邪恶鬼。久服通神明不老。能化为汞。

生山谷。

**云母**

味甘，平。

主身皮死肌，中风寒热，如在车船上，除邪气，安五脏，益子精，明目。久服轻身延年。

一名云珠，一名云华，一名云英，一名云液，一名云砂，一名磷石。生山谷。

**玉泉**

味甘，平。

主五脏百病，柔筋强骨，安魂魄，长肌肉，

益气。久服耐寒暑，不饥渴，不老神仙。人临死服五斤，死三年色不变。

一名玉札。生山谷。

## 石钟乳

味甘，温。

主咳逆上气，明目，益精，安五脏，通百节，利九窍，下乳汁。

一名留公乳。生山谷。

## 矾石

味酸，寒。

主寒热泄痢，白沃，阴蚀，恶疮，目痛，坚骨齿，炼饵服之，轻身不老增年。

一名羽碈。生山谷。

## 消石

味苦，寒。

主五脏积热，胃胀闭。涤去蓄结饮食，推陈致新，除邪气。炼之如膏，久服轻身。

一名芒硝。生山谷。

## 朴消

味苦，寒。

主百病，除寒热邪气，逐六腑积聚、结固留癖，能化七十二种石。炼饵服之，轻身神仙。

生山谷。

## 滑石

味甘，寒。

主身热泄澼，女子乳难，癃闭，利小便，荡胃中积聚寒热，益精气。久服轻身，耐饥长年。

生山谷。

## 空青

味甘，寒。

主青盲，耳聋，明目，利九窍，通血脉，养精神。久服轻身延年不老。能化铜、铁、铅、锡作金。

生山谷。

## 曾青

味酸，小寒。

主目痛止泪，出风痹，利关节，通九窍，破癥坚积聚。久服轻身不老。能化金铜。

生山谷。

## 禹余粮

味甘，寒。

主咳逆寒热烦满，下赤白，血闭癥瘕，大热，炼饵服之不饥，轻身延年。

生池泽及山岛中。

## 太一余粮

味甘，平。

主咳逆上气，癥瘕，血闭漏下，除邪气。久服耐寒暑，不饥，轻身飞行千里神仙。

一名石墨。生山谷。

## 白石英

味甘，微温。

主消渴阴痿不足，咳逆，胸膈间久寒，益气，除风湿痹。久服轻身长年。

生山谷。

## 紫石英

味甘，温。

主心腹咳逆邪气，补不足，女子风寒在子宫，绝孕十年无子。久服温中，轻身延年。

生山谷。

## 五色石脂

青石、赤石、黄石、白石、黑石脂等。

味甘，平。

主黄疸，泄痢肠澼脓血，阴蚀下血赤白，邪气痈肿、疽、痔、恶疮、头疡、疥瘙。久服补髓益气，肥健不饥，轻身延年。五石脂各随五色补五脏。

生山谷中。

### 菖蒲

味辛，温。

主风寒痹，咳逆上气，开心孔，补五脏，通九窍，明耳目，出音声。久服轻身，不忘，不迷惑，延年。

一名昌阳。生池泽。

### 菊花

味苦，平。

主诸风，头眩，肿痛，目欲脱，泪出，皮肤死肌，恶风湿痹。久服利血气，轻身耐老，延年。

一名节华。生川泽及田野。

### 人参

味甘，微寒。

主补五脏，安精神，定魂魄，止惊悸，除邪气，明目，开心益智。久服轻身延年。

一名人衔，一名鬼盖。生山谷。

### 天门冬

味苦，平。

主诸暴风湿偏痹，强骨髓，杀三虫，去伏尸。久服轻身益气延年。

一名颠勒。生山谷。

### 甘草

味甘，平。

主五脏六腑寒热邪气，坚筋骨，长肌肉，倍力，金疮肿，解毒。久服轻身延年。

生川谷。

### 干地黄

味甘，寒。

主折跌绝筋，伤中，逐血痹，填骨髓，长肌肉，作汤除寒热积聚，除痹，生者尤良。久服轻身不老。

一名地髓。生川泽。

## 术

味苦，温。

主风寒湿痹死肌，痉，疸，止汗，除热，消食。作煎饵，久服轻身延年，不饥。

一名山蓟。生山谷。

## 菟丝子

味辛，平。

主续绝伤，补不足，益气力，肥健人。汁去面皯。久服明目，轻身延年。

一名菟芦。生川泽。

## 牛膝

味苦、酸，平。

主寒湿痿痹，四肢拘挛，膝痛不可屈，逐血气，伤热火烂，堕胎。久服轻身耐老。

一名百倍。生川谷。

## 茺蔚子

味辛，微温。

主明目，益精，除水气。久服轻身。

茎，主瘾疹痒，可作浴汤。

一名益母，一名益明，一名大札。生池泽。

## 女萎

味甘，平。

主中风，暴热不能动摇，跌筋结肉，诸不足。久服去面黑皯，好颜色，润泽，轻身，不老。

一名左眄。生川谷。

## 防葵

味辛，寒。

主疝瘕，肠泄，膀胱热结溺不下，咳逆，温疟，癫痫，惊邪狂走。久服坚骨髓，益气轻身。

一名梨盖。生川谷。

## 麦门冬

味甘，平。

主心腹结气，伤中伤饱，胃络脉绝，羸瘦短气。久服轻身，不老，不饥。

生川谷及堤坂。

## 独活

味苦，平。

主风寒所击，金疮止痛，贲豚，痫痓，女子疝瘕。久服轻身耐老。

一名羌活，一名羌青，一名护羌使者。生川谷。

## 车前子

味甘，寒。

主气癃，止痛，利水道小便，除湿痹。久服轻身耐老。

一名当道。生平泽。

## 木香

味辛，温。

主邪气，辟毒疫温鬼，强志，主淋露。久

服不梦寤魇寐。

生山谷。


### 薯蓣

味甘，温。

主伤中，补虚羸，除寒热邪气。补中，益气力，长肌肉。久服耳目聪明，轻身，不饥，延年。

一名山芋。生山谷。


### 薏苡仁

味甘，微寒。

主筋急拘挛，不可屈伸，风湿痹，下气，久服轻身益气。其根，下三虫。

一名解蠡。生平泽及田野。


### 泽泻

味甘，寒。

主风寒湿痹，乳难，消水，养五脏，益气力，肥健。久服耳目聪明，不饥，延年，轻身，面生光，能行水上。

一名水泻，一名芒芋，一名鹄泻。生池泽。

### 远志

味苦，温。

主咳逆伤中，补不足，除邪气，利九窍，益智慧，耳目聪明，不忘，强志，倍力。久服轻身不老。叶，名小草。

一名棘菀，一名葽绕，一名细草。生川谷。

### 龙胆

味苦，寒。

主骨间寒热，惊痫邪气，续绝伤，定五脏，杀蛊毒。久服益智不忘，轻身耐老。

一名陵游。生川谷。

### 细辛

味辛，温。

主咳逆，头痛脑动，百节拘挛，风湿痹痛死肌。久服明目，利九窍，轻身长年。

一名小辛。生川谷。

## 石斛

味甘，平。

主伤中，除痹，下气，补五脏虚劳羸瘦，强阴。久服厚肠胃，轻身延年。

一名林兰。生山谷。

## 巴戟天

味辛，微温。

主大风邪气，阴痿不起，强筋骨，安五脏，补中，增志，益气。

生山谷。

## 白英

味甘，寒。

主寒热，八疸，消渴，补中益气。久服轻身延年。

一名谷菜。生山谷。

## 白蒿

味甘，平。

主五脏邪气，风寒湿痹，补中益气，长毛发令黑，疗心悬，少食常饥。久服轻身，耳目聪明不老。

生川泽。

## 赤箭

味辛，温。

主杀鬼精物，蛊毒恶气。久服益气力，长阴，肥健，轻身增年。

一名离母，一名鬼督邮。生川谷。

## 菴䕡子

味苦，微寒。

主五脏瘀血，腹中水气，胪胀，留热，风寒湿痹，身体诸痛。久服轻身延年不老。

生川谷。

**蔪蓂子**

味辛，微温。

主明目，目痛泪出，除痹，补五脏，益精光。久服轻身不老。

一名蔑菥，一名大戟，一名马辛。生川泽及道旁。

**菁实**

味苦，平。

主益气，充肌肤，明目，聪慧先知。久服不饥，不老轻身。

生川谷。

**赤芝**

味苦，平。

主胸中结，益心气，补中，增智慧不忘。久食轻身不老，延年神仙。

一名丹芝。生山谷。

### 黑芝

味咸，平。

主癃，利水道，益肾气，通九窍，聪察。久食轻身不老，延年神仙。

一名玄芝。生山谷。

### 青芝

味酸，平。

主明目，补肝气，安精魂，仁恕。久食轻身不老，延年神仙。

一名龙芝。生山谷。

### 白芝

味辛，平。

主咳逆上气，益肺气，通利口鼻，强志意勇悍，安魄。久食轻身不老，延年神仙。

一名玉芝。生山谷。

### 黄芝

味甘，平。

主心腹五邪，益脾气，安神忠和和乐，久食轻身不老，延年神仙。

一名金芝。生山谷。

**紫芝**

味甘，温。

主耳聋，利关节，保神益精，坚筋骨，好颜色。久服轻身不老延年。

一名木芝。生山谷。

**卷柏**

味辛，温。

主五脏邪气，女子阴中寒热痛，癥瘕，血闭绝子。久服轻身，和颜色。

一名万岁。生山谷。

**蓝实**

味苦，寒。

主解诸毒，杀蛊、蛀、疰鬼、螫毒。久服头不白，轻身。

生平泽。


## 蘼芜

味辛，温。

主咳逆，定惊气，辟邪恶，除蛊毒，鬼疰，去三虫。久服通神。

一名薇芜。生川泽。


## 黄连

味苦，寒。

主热气目痛，眦伤泣出，明目，肠澼，腹痛下利，妇人阴中肿痛。久服令人不忘。

一名王连。生川谷。


## 络石

味苦，温。

主风热死肌，痈伤，口干舌焦，痈肿不消，喉舌肿，水浆不下。久服轻身明目，润泽好颜色，不老延年。

一名石鲮。生川谷。

## 蒺藜子

味苦，温。

主恶血，破癥结积聚，喉痹，乳难。久服长肌肉，明目，轻身。

一名旁通，一名屈人，一名止行，一名犰羽，一名升推。生平泽，或道旁。

## 黄芪

味甘，微温。

主痈疽久败疮，排脓止痛，大风癞疾，五痔鼠瘘，补虚小儿百病。

一名戴糁。生山谷。

## 肉苁蓉

味甘，微温。

主五劳七伤补中，除茎中寒热痛，养五脏，强阴，益精气，多子，妇人癥瘕，久服轻身。

生山谷。

**防风**

味甘，温。

主大风头眩痛，恶风，风邪目盲无所见，风行周身骨节疼痹，烦满。久服轻身。

一名铜芸。生川泽。

**蒲黄**

味甘，平。

主心、腹、膀胱寒热，利小便，止血，消瘀血。久服轻身，益气力，延年神仙。

生池泽。

**香蒲**

味甘，平。

主五脏、心下邪气，口中烂臭，坚齿，明目，聪耳。久服轻身耐老。

一名睢。生池泽。

**续断**

味苦，微温。

主伤寒，补不足，金疮痈，伤折跌，续筋骨，妇人乳难。久服益气力。

一名龙豆，一名属折。生山谷。

**漏芦**

味苦，寒。

主皮肤热，恶疮、疽、痔，湿痹，下乳汁。久服轻身益气，耳目聪明，不老延年。

一名野兰。生山谷。

**天名精**

味甘，寒。

主瘀血血瘕欲死下血，止血，利小便，久服轻身耐老。

一名麦句姜，一名蝦蟆兰，一名豕首。生川泽。

**决明子**

味咸，平。

主青盲，目淫肤赤白膜，眼赤痛、泪出。

久服益精光，轻身。

生川泽。


**丹参**

味苦，微寒。

主心腹邪气，肠鸣幽幽如走水，寒热积聚，破癥除瘕，止烦满，益气。

一名却蝉草。生山谷。


**飞廉**

味苦，平。

主骨节热，胫重酸疼。久服令人身轻。

一名飞轻。生川泽。


**五味子**

味酸，温。

主益气，咳逆上气，劳伤羸瘦，补不足，强阴，益男子精。

一名会及。生山谷。

## 旋花

味甘，温。

主益气，去面皯黑色，媚好。其根，味辛，主腹中寒热邪气，利小便。久服不饥，轻身。

一名筋根花，一名金沸。生平泽。

## 兰草

味辛，平。

主利水道，杀蛊毒，辟不祥。久服益气，轻身，不老，通神明。

一名水香。生池泽。

## 蛇床子

味苦，平。

主妇人阴中肿痛，男子阴痿，湿痒，除痹气，利关节，癫痫，恶疮。久服轻身。

一名蛇米。生川谷及田野。

## 地肤子

味苦，寒。

主膀胱热，利小便，补中益精气。久服耳
目聪明，轻身耐老。

一名地葵。生平泽及田野。

## 景天

味苦，平。

主大热，火疮，身热烦，邪恶气。花，主
女人漏下赤白，轻身，明目。

一名戒火，一名慎火。生川谷。

## 茵陈蒿

味苦，平。

主风湿、寒热邪气，热结黄疸。久服轻身
益气，耐老。

生丘陵坂岸上。

## 杜若

味辛，微温。

主胸胁下逆气，温中，风入脑户，头肿痛，
多涕泪出。久服益精明目，轻身。

一名杜蘅。生川泽。

## 沙参

味苦，微寒。

主血积，惊气，除寒热，补中益肺气。久服利人。

一名知母。生川谷。

## 徐长卿

味辛，温。

主鬼物百精，蛊毒疫疾邪恶气，温疟。久服强悍，轻身。

一名鬼督邮。生山谷。

## 石龙刍

味苦，微寒。

主胸腹邪气，小便不利，淋闭，风湿，鬼疰，恶毒。久服补虚羸，轻身，耳目聪明，延年。

一名龙须，一名草续断，一名龙珠。生

山谷。

### 云实

味辛，温。

主泄痢肠澼，杀虫、蛊毒，去邪恶，结气，止痛，除寒热。花，主见鬼精物。多食令人狂走。久服轻身，通神明。

生川谷。

### 王不留行

味苦，平。

主金疮止血，逐痛出刺。除风痹，内寒。久服轻身耐老增寿。

生山谷。

### 牡桂

味辛，温。

主上气咳逆，结气，喉痹吐吸，利关节，补中益气。久服通神，轻身不老。

生山谷。

**菌桂**

味辛，温。

主百病。养精神，和颜色，为诸药先聘通使。久服轻身不老，面生光华，媚好，常如童子。

生山谷。

**松脂**

味苦，温。

主痈、疽、恶疮、头疡、白秃，疥瘙风气，安五脏，除热。久服轻身，不老延年。

一名松膏，一名松肪。生山谷。

**槐实**

味苦，寒。

主五内邪气热，止涎唾，补绝伤，五痔，火疮，妇人乳瘕，子脏急痛。

生平泽。

### 枸杞

味苦，寒。

主五内邪气，热中消渴，周痹。久服坚筋骨，轻身不老。

一名杞根，一名地骨，一名枸忌，一名地辅。生平泽。

### 橘柚

味辛，温。

主胸中瘕热逆气，利水谷，久服去臭，下气，通神。

一名橘皮。生川谷。

### 柏实

味甘，平。

主惊悸，安五脏，益气，除风湿痹。久服令人润泽美色，耳目聪明，不饥不老，轻身延年。

生山谷。

### 茯苓

味甘，平。

主胸胁逆气忧恚，惊邪恐悸，心下结痛，寒热烦满，咳逆，口焦舌干，利小便，久服安魂养神，不饥延年。

一名茯菟。生山谷。

### 榆皮

味甘，平。

主大小便不通，利水道，除邪气。久服轻身不饥。其实尤良。

一名零榆。生山谷。

### 酸枣仁

味酸，平。

主心腹寒热邪结气聚，四肢酸疼湿痹。久服安五脏，轻身延年。

生川泽。

### 干漆

味辛，温。

主绝伤，补中，续筋骨，填髓脑，安五脏，五缓六急，风寒湿痹。生漆，去长虫，久服轻身耐老。

生川谷。

### 蔓荆实

味苦，微寒。

主筋骨间寒热，湿痹拘挛，明目坚齿，利九窍，去白虫。久服轻身耐老。小荆实亦等。

生山谷。

### 辛夷

味辛，温。

主五脏、身体寒热，风头脑痛，面鼾。久服下气，轻身，明目，增年耐老。

一名辛矧，一名侯桃，一名房木。生川谷。

## 杜仲

味辛，平。

主腰脊痛，补中益精气，坚筋骨，强志，除阴下痒湿，小便余沥。久服轻身耐老。

一名思仙。生山谷。

## 桑上寄生

味苦，平。

主腰痛，小儿背强，痈肿，安胎，充肌肤，坚发齿，长须眉。其实，明目、轻身通神。

一名寄屑，一名寓木，一名宛童。生山谷。

## 女贞实

味苦，平。

主补中，安五脏，养精神，除百疾。久服肥健，轻身不老。

生山谷。

## 蕤核

味甘，温。

主心腹邪结气，明目，目赤痛伤泪出。久服轻身，益气不饥。

生川谷。


**藕实茎**

味甘，平。

主补中、养神、益气力，除百疾。久服轻身，耐老，不饥，延年。

一名水芝丹。生池泽。


**大枣**

味甘，平。

主心腹邪气，安中养脾，助十二经，平胃气，通九窍，补少气、少津液，身中不足，大惊，四肢重，和百药。久服轻身长年。叶，覆麻黄能令出汗。

生平泽。


**葡萄**

味甘，平。

主筋骨湿痹，益气倍力，强志，令人肥健，耐饥，忍风寒。久食轻身，不老延年。可作酒。

生山谷。

### 蓬蘽

味酸，平。

主安五脏，益精气，长阴令坚，强志，倍力，有子。久服轻身不老。

一名覆盆。生平泽。

### 鸡头实

味甘，平。

主湿痹腰脊膝痛，补中，除暴疾，益精气，强志，令耳目聪明。久服轻身不饥，耐老神仙。

一名雁喙实。生池泽。

### 胡麻

味甘，平。

主伤中虚羸，补五内，益气力，长肌肉，填髓脑。久服轻身不老。

一名巨胜。生川泽。

叶名青蘘。青蘘，味甘，寒。主五脏邪气，风寒湿痹，益气，补脑髓，坚筋骨。久服耳目聪明，不饥不老增寿，巨胜苗也。

### 麻蕡

味辛，平。

主五劳七伤，利五脏，下血寒气。多食令见鬼狂走，久服通神明轻身。

一名麻勃。

### 麻子

味甘，平。

主补中益气。久服肥健，不老神仙。

生川谷。

### 冬葵子

味甘，寒。

主五脏六腑寒热，羸瘦，五癃，利小便。久服坚骨，长肌肉，轻身延年。

**芡实**

味甘，寒。

主青盲明目，除邪，利大小便，去寒热。久服益气力，不饥轻身。

一名马芡。生川泽。

**白瓜子**

味甘，平。

主令人悦泽，好颜色，益气不饥。久服轻身耐老。

一名水芝。生平泽。

**苦菜**

味苦，寒。

主五脏邪气，厌谷胃痹。久服安心益气，聪察少卧，轻身耐老。

一名荼草，一名选。生川谷。

**龙骨**

味甘，平。

主心腹鬼疰，精物老魅，咳逆，泄痢脓血，女子漏下，癥瘕坚结，小儿热气惊痫。龙齿，主小儿、大人惊痫，癫疾狂走，心下结气，不能喘息，诸痉，杀精物。久服轻身，通神明，延年。

生川谷。


**麝香**

味辛，温。

主辟恶气，杀鬼精物，温疟，蛊毒，痫痉，去三虫。久服除邪，不梦寤魇寐。

生川谷。


**熊脂**

味甘，微寒。

主风痹不仁，筋急，五脏、腹中积聚寒热，羸瘦，头疡、白秃、面皯、皰。久服强志，不饥轻身。

一名熊白。生山谷。

## 白胶

味甘，平。

主伤中劳绝腰痛羸瘦，补中益气，妇人血闭，无子，止痛安胎。久服轻身延年。

一名鹿角胶。

## 阿胶

味甘，平。

主心腹内崩，劳极洒洒如疟状，腰腹痛，四肢酸疼，女子下血，安胎。久服轻身益气。

一名傅致胶。

## 石蜜

味甘，平。

主心腹邪气，诸惊痫痉，安五脏，诸不足，益气补中，止痛解毒，除众病，和百药。久服强志，轻身不饥不老。

一名石饴。生山谷。

**蜂子**

味甘，平。

主风头，除蛊毒，补虚羸伤中。久服令人光泽，好颜色，不老。大黄蜂子，主心腹胀满痛，轻身益气。土蜂子，主痈肿。

一名蜚零。生山谷。

**蜜蜡**

味甘，微温。

主下痢脓血，补中，续绝伤，金疮，益气，不饥，耐老。

生山谷。

**牡蛎**

味咸，平。

主伤寒寒热，温疟洒洒，惊恚怒气，除拘缓，鼠瘘，女子带下赤白。久服强骨节，杀邪鬼，延年。

一名蛎蛤。生池泽。

## 龟甲

味咸，平。

主漏下赤白，破癥瘕，痎疟，五痔，阴蚀，湿痹，四肢重弱，小儿囟不合。久服轻身，不饥。

一名神屋。生池泽。

## 桑螵蛸

味咸，平。

主伤中，疝瘕，阴痿，益精生子，女子血闭腰痛，通五淋，利小便水道。

一名蚀肕。生桑枝上，采蒸之。

中

品

**雄黄**

味苦，平。

主寒热，鼠瘘、恶疮、疽、痔，死肌，杀精物，恶鬼，邪气，百虫毒，胜五兵。炼食之，轻身神仙。

一名黄金石。生山谷。

**雌黄**

味辛，平。

主恶疮，头秃，痂疥，杀毒虫虱，身痒，邪气诸毒。炼之久服轻身，增年不老。

生山谷。

**石硫黄**

味酸，温，有毒。

主妇人阴蚀，疽，痔，恶血，坚筋骨，除头秃，能化金、银、铜、铁奇物。

生山谷。


**水银**

味辛，寒。

主疥瘙痂疡，白秃，杀皮肤中虱，堕胎，除热，杀金、银、铜、锡毒，熔化还复为丹。久服神仙不死。

生平土。


**石膏**

味辛，微寒。

主中风寒热，心下逆气，惊，喘，口干舌焦不能息，腹中坚痛，除邪鬼，产乳，金疮。

生山谷。


**磁石**

味辛，寒。

主周痹风湿，肢节中痛，不可持物，洗洗酸消，除大热烦满及耳聋。

一名元石。生山谷。

**凝水石**

味辛，寒。

主身热，腹中积聚邪气，皮中如火烧，烦满，水饮之。久服不饥。

一名白水石。生山谷。

**阳起石**

味咸，微温。

主崩中漏下，破子脏中血、癥瘕结气，寒热，腹痛，无子，阴痿不起，补不足。

一名白石。生山谷。

**理石**

味辛，寒。

主身热，利胃解烦，益精明目，破积聚，去三虫。

一名立制石。生山谷。

**长石**

味辛，寒。

主身热，四肢寒厥，利小便，通血脉，明目，去翳眇，下三虫，杀蛊毒。久服不饥。

一名方石。生山谷。

## 石胆

味酸，寒。

主明目，目痛，金疮，诸痫痉，女子阴蚀痛，石淋寒热，崩中下血，诸邪毒气，令人有子。炼饵服之不老，久服增寿神仙。能化铁为铜成金银。

一名毕石。生山谷。

## 白青

味甘，平。

主明目、利九窍，耳聋，心下邪气，令人吐，杀诸毒、三虫，久服通神明，轻身，延年不老。

生山谷。

## 扁青

味甘，平。

主目痛明目，折跌，痈肿，金疮不瘳，破积聚，解毒气，利精神。久服轻身不老。

生川谷。

## 肤青

味辛，平。

主虫毒及蛇、菜、肉诸毒，恶疮。

生川谷。

## 干姜

味辛，温。

主胸满咳逆上气，温中止血，出汗，逐风湿痹，肠澼下痢。生者尤良。久服去臭气，通神明。

生山谷。

## 菜耳实

味甘，温。

主风头寒痛，风湿周痹，四肢拘挛痛，恶肉死肌。久服益气，耳目聪明，强志，轻身。

一名胡葈，一名地葵。生川谷。

### 葛根

味甘，平。

主消渴，身大热，呕吐，诸痹，起阴气，解诸毒。葛谷，主下痢十岁已上。

一名鸡齐根。生川谷。

### 栝楼根

味苦，寒。

主消渴，身热，烦满大热，补虚安中，续绝伤。

一名地楼。生川谷及山阴地。

### 苦参

味苦，寒。

主心腹结气，癥瘕、积聚，黄疸，溺有余沥，逐水，除痈肿，补中明目止泪。

一名水槐，一名叫苦萌。生山谷及田野。

## 茈胡

味苦，平。

主心腹肠胃结气，饮食积聚，寒热邪气，推陈致新，久服轻身明目，益精。

一名地熏。生川谷。

## 芎䓖

味辛，温。

主中风入脑头痛，寒痹筋挛缓急，金疮，妇人血闭无子。

生川谷。

## 当归

味甘，温。

主咳逆上气，温疟寒热洗洗在皮肤中，妇人漏下绝子，诸恶疮疡、金疮，煮饮之。

一名干归。生川谷。

**麻黄**

味苦，温。

主中风伤寒头痛，温疟。发表出汗，去邪热气，止咳逆上气，除寒热，破癥坚积聚。

一名龙沙。生山谷。

**通草**

味辛，平。

主去恶虫，除脾胃寒热，通利九窍、血脉、关节，令人不忘。

一名附支。生山谷。

**芍药**

味苦，平。

主邪气腹痛，除血痹，破坚积，寒热疝瘕，止痛，利小便，益气。

生山谷及丘陵。

**蠡实**

味甘，平。

主皮肤寒热，胃中热气，风寒湿痹，坚筋骨，令人嗜食。久服轻身。花、叶，去白虫。

一名剧草，一名三坚，一名豕首。生川谷。

**瞿麦**

味苦，寒。

主关格，诸癃结，小便不通，出刺，决痈肿，明目去翳，破胎堕子，下闭血。

一名巨句麦。生川谷。

**元参**

味苦，微寒。

主腹中寒热，积聚，女子产乳余疾，补肾气，令人目明。

一名重台。生川谷。

**秦艽**

味苦，平。

主寒热邪气，寒湿风痹，肢节痛，下水，利小便。

生川谷。


**百合**

味甘，平。

主邪气腹胀心痛，利大小便，补中益气。

生川谷。


**知母**

味苦，寒。

主消渴热中，除邪气，肢体浮肿，下水，补不足、益气。

一名蚳母，一名连母，一名野蓼，一名地参，一名水参，一名水浚，一名货母，一名蝭母。生川谷。


**贝母**

味辛，平。

主伤寒烦热，淋沥邪气，疝瘕，喉痹，乳难，金疮风痉。

一名空草。

## 白芷

味辛，温。

主女人漏下赤白，血闭阴肿，寒热，风头侵目泪出，长肌肤润泽，可作面脂。

一名芳香。生川谷。


## 淫羊藿

味辛，寒。

主阴痿绝伤，茎中痛，利小便，益气力，强志。

一名刚前。生山谷。


## 黄芩

味苦，平。

主诸热，黄疸，肠澼泄痢，逐水，下血闭，恶疮疽蚀，火疡。

一名腐肠。生川谷。


## 石龙芮

味苦，平。

主风寒湿痹，心腹邪气，利关节，止烦满。久服轻身明目，不老。

一名鲁果能，一名地椹。生川泽石边。

## 茅根

味甘，寒。

主劳伤虚羸，补中益气，除瘀血，血闭，寒热，利小便。其苗，主下水。

一名兰根，一名茹根。生山谷、田野。

## 紫菀

味苦，温。

主咳逆上气，胸中寒热结气，去蛊毒，痿蹶，安五脏。

生山谷。

## 紫草

味苦，寒。

主心腹邪气，五疸，补中益气，利九窍，通水道。

一名紫丹，一名紫芙。生山谷。

## 茜根

味苦，寒。

主寒湿风痹，黄疸，补中。

生山谷。

## 败酱

味苦，性平。

主暴热，火疮赤气，疥瘙、疽、痔、马鞍热气。

一名鹿肠。生山谷。

## 白鲜

味苦，寒。

主头风，黄疸，咳逆，淋沥，女子阴中肿痛，湿痹死肌，不可屈伸，起止行步。

生山谷。

### 酸浆

味酸，平。

主热烦满，定志益气，利水道，产难，吞其实立产。

一名醋浆。生川泽。

### 紫参

味苦，辛寒。

主心腹积聚，寒热邪气，通九窍，利大小便。

一名牡蒙。生山谷。

### 藁本

味辛，温。

主妇人疝瘕，阴中寒肿痛，腹中急，除风头痛，长肌肤，悦颜色。

一名鬼卿，一名地新。生山谷。

### 狗脊

味苦，平。

主腰背强，机关缓急，周痹寒湿膝痛。颇利老人。

一名百枝。生川谷。

**萆薢**

味苦，平。

主腰背痛，强骨节，风寒湿周痹，恶疮不瘳，热气。

生山谷。

**白兔藿**

味苦，平。

主蛇虺、蜂、虿、猘狗、菜、肉、蛊毒，鬼疰。

一名白葛。生山谷。

**营实**

味酸，温。

主痈疽、恶疮结肉，跌筋败疮，热气阴蚀不瘳，利关节。

一名墙薇，一名墙麻，一名牛棘。生川谷。

## 白薇

味苦，平。

主暴中风，身热肢满，忽忽不知人，狂惑，邪气寒热酸疼，温疟洗洗，发作有时。

生川谷。

## 薇衔

味苦，平。

主风湿痹历节痛，惊痫吐舌，悸气，贼风鼠瘘、痈肿。

一名糜衔。生川泽。

## 翘根

味苦，寒。

主下热气，益阴精，令人面悦好，明目。久服轻身耐老。

生平泽。

**水萍**

味辛，寒。

主暴热身痒，下水气，胜酒，长须发，止消渴。久服轻身。

一名水花。生池泽。

**王瓜**

味苦，寒。

主消渴，内痹瘀血月闭，寒热酸疼，益气，愈聋。

一名土瓜。生平泽。

**地榆**

味苦，微寒。

主妇人乳痓痛，七伤，带下病，止痛，除恶肉，止汗，疗金疮。

生山谷。

**海藻**

味苦，寒。

主瘿瘤气、颈下核，破散结气，痈肿，癥瘕，坚气腹中上下鸣，下十二水肿。

一名落首。生池泽。

## 泽兰

味苦，微温。

主乳妇内衄，中风余疾，大腹水肿，身面、四肢浮肿，骨节中水，金疮，痈肿疮脓。

一名虎兰，一名龙枣。生大泽旁。

## 防己

味辛，平。

主风寒温疟，热气诸痫，除邪、利大小便。

一名解离。生川谷。

## 牡丹

味辛，寒。

主寒热，中风瘛疭、痉、惊、痫邪气，除癥坚，瘀血留舍肠胃，安五脏，疗痈疮。

一名鹿韭，一名鼠姑。生山谷。

**款冬花**

味辛，温。

主咳逆上气善喘，喉痹，诸惊痫寒热邪气。

一名橐吾，一名颗涷，一名虎须，一名菟奚。生川谷。

**石韦**

味苦，平。

主劳热，邪气五癃闭不通，利小便水道。

一名石䲪。生山谷石上。

**马先蒿**

味苦，平。

主寒热，鬼疰，中风湿痹，女子带下病，无子。

一名马屎蒿。生川泽。

**积雪草**

味苦，寒。

主大热，恶疮痈疽浸淫，赤熛皮肤赤，

身热。

生川谷。

### 女菀

味辛，温。

主风寒洗洗，霍乱、泄痢肠鸣上下无常处，惊痫，寒热百疾。

生山谷或山阳。

### 王孙

味苦，性平。

主五脏邪气，寒湿痹，四肢疼痛，膝冷痛。

生川谷。

### 蜀羊泉

味苦，微寒。

主头秃，恶疮热气，疥瘙痂，癣虫。疗龋齿。

生川谷。

**爵床**

味咸，寒。

主腰背痛，不得著床，俯仰艰难，除热，可作浴汤。

生川谷及田野。

**栀子**

味苦。

主五内邪气，胃中热气，面赤，酒疱皶鼻、白癞、赤癞疮疡。

一名木丹。生川谷。

**竹叶**

味苦，平。

主咳逆上气，溢筋急，恶疡，杀小虫。根，作汤，益气止渴，补虚下气。汁，主风痓。实，通神明，益气。

**蘗木**

味苦，寒。

主五脏、肠胃中结热，黄疸，肠痔，止泄痢，女子漏下赤白，阴阳伤，蚀疮。

一名檀桓。生山谷。

## 吴茱萸

味辛，温。

主温中，下气止痛，咳逆寒热，除湿，血痹，逐风邪，开腠理。根，杀三虫。

一名藙。生川谷。

## 桑根白皮

味甘，寒。

主伤中，五劳六极，羸瘦，崩中，脉绝，补虚益气。

叶，主除寒热出汗。

桑耳，黑者，主女子漏下赤白汁，血病癥瘕积聚，阴痛，阴阳寒热无子。

五木耳，名檽，益气不饥，轻身强志。

生山谷。

**芜荑**

味辛，平。

主五内邪气，散皮肤、骨节中淫淫温行毒，去三虫，化食。

一名无姑，一名蔽蘠。生川谷。


**枳实**

味苦，寒。

主大风在皮肤中如麻豆苦痒，除寒热结，止痢，长肌肉，利五脏，益气轻身。

生川泽。


**厚朴**

味苦，温。

主中风、伤寒头痛，寒热，惊悸，气血痹死肌，去三虫。

生山谷。


**秦皮**

味苦，微寒。

主风寒湿痹，洗洗寒气，除热，目中青翳、白膜。久服头不白，轻身。

生川谷。

## 秦椒

味辛，温。

主风邪气，温中除寒痹，坚齿发，明目。久服轻身，好颜色，耐老增年，通神。

生川谷。

## 山茱萸

味酸，平。

主心下邪气，寒热，温中，逐寒湿痹，去三虫。久服轻身。

一名蜀枣。生川谷。

## 紫葳

味酸，微寒。

主妇人产乳余疾，崩中，癥瘕血闭，寒热羸瘦，养胎。

生川谷。


**猪苓**

味甘，平。

主痎疟，解毒，蛊疰不祥，利水道。久服
轻身耐老。

一名猳猪屎。生山谷。


**白棘**

味辛，寒。

主心腹痛，痈肿溃脓，止痛。

一名棘针。生川谷。


**龙眼**

味甘，平。

主五脏邪气，安志，厌食。久服强魂聪明，
轻身不老，通神明。

一名益智。生山谷。

### 木兰

味苦，寒。

主身大热在皮肤中，去面热赤皰，酒皶，恶风，癫疾，阴下痒湿，明耳目。

一名林兰。生山谷。

### 五加皮

味辛，温。

主心腹疝气腹痛，益气疗躄，小儿不能行，疽疮，阴蚀。

一名豺漆。

### 卫矛

味苦，寒。

主女子崩中下血，腹满汗出，除邪，杀鬼毒、蛊疰。

一名鬼箭。生山谷。

### 合欢

味甘，平。

主安五脏，利心志，令人欢乐无忧。久服轻身，明目，得所欲。

生山谷。

## 彼子

味甘，温。

主腹中邪气，去三虫、蛇螫、蛊毒、鬼疰、伏尸。

生山谷。

## 梅实

味酸，平。

主下气，除热烦满，安心，肢体痛，偏枯不仁死肌，去青黑痣、恶肉。

生川谷。

## 桃核仁

味苦，平。

主瘀血，血闭瘕瘕，邪气，杀小虫。桃花，杀疰恶鬼，令人好颜色。桃枭，微温。主杀百鬼精物。桃毛，主下血瘕，寒热积聚，无子。
桃蠹，杀鬼邪恶不祥。

　　生川谷。


## 杏核仁

　　味甘，温。

　　主咳逆上气雷鸣，喉痹下气，产乳，金疮，
寒心贲豚。

　　生川谷。


## 蓼实

　　味辛，温。

　　主明目，温中，耐风寒，下水气，面目浮
肿，痈疡。马蓼，去肠中蛭虫，轻身。

　　生川泽。


## 葱实

　　味辛，温。

　　主明目，补中不足。其茎，可作汤，主伤
寒寒热，出汗，中风，面目肿。

生平泽。

**薤**

味辛，温。

主金疮疮败，轻身不饥，耐老。

生平泽。

**假苏**

味辛，温。

主寒热，鼠瘘、瘰疬，生疮，破结聚气，下瘀血，除湿痹。

一名鼠蓂。生川泽。

**水苏**

味辛，微温。

主下气辟口臭，去毒辟恶。久服通神明，轻身耐老。

生池泽。

## 水芹

味甘，平。

主女子赤沃，止血养精，保血脉，益气，令人肥健，嗜食。

一名水英。生池泽。

## 发髲

味苦，温。

主五癃，关格不通，利小便水道，疗小儿痫，大人痓，仍自还神化。

## 白马茎

味咸，平。

主伤中脉绝，阴不足，强志益气，长肌肉，肥健生子。眼，主惊痫，腹满，疟疾，当杀用之。悬蹄，主惊邪，瘈疭，乳难，辟恶气鬼毒，蛊疰不祥。

生平泽。

### 鹿茸

味甘，温。

主漏下恶血，寒热，惊痫，益气强志，生齿，不老。角，主恶疮、痈肿，逐邪恶气，留血在阴中。

### 牛角鰓

苦，温。

下闭血，瘀血疼痛，女人带下血。髓，补中填骨髓。久服增年。胆，治惊，寒热。可丸药。

### 羖羊角

味咸，温。

主青盲明目，杀疥虫，止寒泄，辟恶鬼、虎狼，止惊悸，久服安心，益气轻身。

生川谷。

### 牡狗阴茎

味咸，平。

主伤中，阴痿不起，令强热大，生子，除女子带下十二疾。

一名狗精。胆，主明目。

### 羚羊角

味咸，寒。

主明目，益气起阴，去恶血注下，辟蛊毒恶鬼不祥，安心气，常不魇寐。久服强筋骨轻身。

生川谷。

### 犀角

味苦，寒。

主百毒蛊疰，邪鬼，瘴气，杀钩吻、鸩羽、蛇毒，除邪不迷惑、魇寐。久服轻身。

生山谷。

### 牛黄

味苦，平。

主惊、痫，寒热，热盛狂痓，除邪逐鬼。

生平泽。

## 豚卵

味甘，温。

主惊、痫、癫疾，鬼疰、蛊毒，除寒热，贲豚，五癃，邪气挛缩。

一名豚颠。悬蹄，主五痔，伏热在肠，肠痈，内蚀。

## 麋脂

味辛，温。

主痈肿、恶疮死肌，寒风湿痹，四肢拘缓不收，风头肿气，通腠理。

一名官脂。生山谷。

## 丹雄鸡

味甘，微温。

主女人崩中漏下赤白沃，补虚温中，止血，通神，杀毒辟不祥。头，主杀鬼。东门上者尤良。肪，主耳聋。肠，主遗溺。肶胵里黄皮，主泄利。尿白，主消渴，伤寒寒热。黑雌鸡，主风寒湿痹，五缓六急，安胎。翮羽，主下血闭。鸡子，主除热，火疮，痫、痉。可作虎魄神物。鸡白蠹，肥脂。

生平泽。

## 雁肪

味甘，平。

主风挛拘急，偏枯，气不通利。久服益气不饥，轻身，耐老。

一名鹜肪。生池泽。

## 鳖甲

味咸，平。

主心腹癥瘕，坚积寒热，去痞、息肉、阴蚀、痔、恶肉。

生池泽。

## 鮀鱼甲

味辛，微温。

主心腹癥瘕，伏坚积聚寒热，女子崩中下血五色，小腹阴中相引痛，疮疥、死肌。

生池泽。

**鳢鱼**

味甘，寒。

主湿痹，面目浮肿，下大水。

一名鲖鱼。生池泽。

**鲤鱼胆**

味苦，寒。

主目热赤痛，青盲明目。久服强悍，益志气。

生池泽。

**乌贼鱼骨**

味咸，微温。

主女子漏下赤白经汁，血闭，阴蚀肿痛寒热，癥瘕，无子。

生池泽。

### 海蛤

味苦，平。

主咳逆上气喘息，烦满，胸痛寒热。

一名魁蛤。生池泽。

### 文蛤

主恶疮，蚀五痔。

### 石龙子

味咸，寒。

主五癃，邪结气，破石淋下血，利小便水道。

一名蜥蜴。生川谷。

### 露蜂房

味苦，平。

主惊痫，瘈疭寒热邪气，癫疾，鬼精，蛊毒，肠痔。火熬之良。

一名蜂肠。生川谷。

**蚱蝉**

味咸，寒。

主小儿惊痫，夜啼，癫病，寒热。

生杨柳上。

**白僵蚕**

味咸，平。

主小儿惊痫，夜啼，去三虫，灭黑皯，令人面色好，男子阴疡病。

生平泽。

下

品

### 孔公孽

味辛，温。

主伤食不化，邪结气，恶疮、疽、瘘、痔，利九窍，下乳汁。

生山谷。

### 殷孽

味辛，温。

主烂伤瘀血，泄痢，寒热，鼠瘘，癥瘕结气。

一名姜石。生山谷。

### 铁精

平。

主明目，化铜。

**铁落**

味辛，平。

主风热，恶疮，疡疽，疮痂，疥气在皮肤中。


**铁**

主坚肌耐痛。

生平泽。


**铅丹**

味辛，微寒。

主吐逆胃反，惊痫癫疾，除热下气。炼化还成九光。久服通神明。

生平泽。


**粉锡**

味辛，寒。

主伏尸，毒螫，杀三虫。

一名解锡。

### 锡镜鼻

主女子血闭，癥瘕伏肠，绝孕。

生山谷。

### 代赭石

味苦，寒。

主鬼疰，贼风，蛊毒，杀精物恶鬼，腹中毒邪气，女子赤沃漏下。

一名须丸。生山谷。

### 戎盐

主明目，目痛，益气，坚肌骨，去蛊毒。

### 大盐

令人吐。

### 卤醎

味苦，寒。

主大热消渴，狂烦，除邪及下蛊毒，柔肌肤。

生池泽。

## 青琅玕

味辛，平。

主身痒，火疮，痈伤、疥瘙、死肌。

一名石珠。生平泽。

## 礜石

味辛，大热。

主寒热鼠瘘，蚀疮死肌，风痹，腹中坚癖，邪气，除热。

一名青分石，一名立制石，一名固羊石。生山谷。

## 石灰

味辛，温。

主疽疡疥瘙，热气恶疮，癞疾死肌堕眉，杀痔虫，去黑子、息肉。

一名恶灰。生山谷。

### 白垩

味苦，温。

主女子寒热癥瘕，月闭积聚。

生山谷。

### 冬灰

味辛，微温。

主黑子、去疣、息肉、疽蚀、疥瘙。

一名藜灰。生川泽。

### 附子

味辛，温。

主风寒咳逆邪气，温中，金疮，破癥坚、积聚血瘕，寒湿踒躄，拘挛膝痛不能行步。

生山谷。

### 乌头

味辛，温。

主中风，恶风洗洗，出汗，除寒湿痹，咳逆上气，破积聚，寒热。其汁煎之，名射罔，杀禽兽。

一名奚毒，一名即子，一名乌喙。生山谷。


**天雄**

味辛，温。

主大风寒湿痹，历节痛，拘挛缓急，破积聚，邪气，金疮，强筋骨，轻身健行。

一名白幕。生山谷。


**半夏**

味辛，平。

主伤寒寒热，心下坚，下气，喉咽肿痛，头眩，胸胀咳逆，肠鸣，止汗。

一名地文，一名水玉。生山谷。


**虎掌**

味苦，温。

主心痛寒热，结气，积聚，伏梁，伤筋，痿，拘缓，利水道。

生山谷。

**鸢尾**

味苦，平。

主蛊毒邪气，鬼疰诸毒，破癥瘕积聚，去水，下三虫。

生山谷。


**大黄**

味苦，寒。

主下瘀血，血闭，寒热，破癥瘕、积聚，留饮宿食，荡涤肠胃，推陈致新，通利水谷，调中化食，安和五脏。

生山谷。


**葶苈**

味辛，寒。

主癥瘕积聚结气，饮食寒热，破坚逐邪，通利水道。

一名大室，一名大适。生平泽及田野。

### 桔梗

味辛，微温。

主胸胁痛如刀刺，腹满肠鸣幽幽，惊恐，悸气。

生山谷。

### 莨菪子

味苦，寒。

主齿痛出虫，肉痹拘急，使人健行，见鬼，多食令人狂走。久服轻身。走及奔马，强志，益力，通神。

一名横唐。生川谷。

### 草蒿

味苦，寒。

主疥瘙痂痒，恶疮，杀虱，留热在骨节间，明目。

一名青蒿，一名方溃。生川泽。

## 旋覆花

味咸，温。

主结气胁下满，惊悸，除水，去五脏间寒热，补中，下气。

一名金沸草，一名盛椹。生平泽、川谷。

## 藜芦

味辛，寒。

主蛊毒，咳逆，泄痢、肠澼，头疡、疥瘙、恶疮，杀诸蛊毒，去死肌。

一名葱苒。生川谷。

## 钩吻

味辛，温。

主金疮，乳痉，中恶风，咳逆上气，水肿，杀鬼疰、蛊毒。

一名野葛。生山谷。

## 射干

味苦，平。

主咳逆上气，喉闭，咽痛，不得消息，散结气，腹中邪逆，食饮大热。

一名乌扇，一名乌蒲。生川谷。

### 蛇合

味苦，微寒。

主惊痫，寒热邪气，除热金疮，疽、痔、鼠瘘、恶疮、头疡。

一名蛇衔。生山谷。

### 常山

味苦，寒。

主伤寒寒热，热发温疟，鬼毒，胸中痰结，吐逆。

一名互草。生川谷。

### 蜀漆

味辛，平。

主疟及咳逆寒热，腹中癥坚、痞结积聚，邪气蛊毒、鬼疰。

生川谷。


## 甘遂

味苦，性寒。

主大腹疝瘕，腹满，面目浮肿，留饮宿食，破癥坚积聚，利水谷道。

一名主田。生川谷。


## 白敛

味苦，平。

主痈肿、疽、疮，散结气，止痛，除热，目中赤，小儿惊痫，温疟，女子阴中肿痛。

一名菟核，一名白草。生山谷。


## 青葙子

味苦，微寒。

主邪气皮肤中热，风瘙身痒，杀三虫。子，名草决明，疗唇口青。

一名草蒿，一名萋蒿。生平谷道旁。

## 蘼菌

味咸，平。

主心痛，温中，去长虫，白㾀，蛲虫，蛇螫毒，癥瘕诸虫。

一名蘼芦。生池泽。

## 白及

味苦，平。

主痈肿、恶疮、败疽、伤阴死肌，胃中邪气，贼风鬼击，痱缓不收。

一名甘根，一名连及草。生川谷。

## 大戟

味苦，寒。

主蛊毒，十二水腹满急痛，积聚，中风，皮肤疼痛，吐逆。

一名邛钜。

## 泽漆

味苦，微寒。

主皮肤热，大腹水气，四肢、面目浮肿，丈夫阴气不足。

生川泽。

## 茵芋

味苦，温。

主五脏邪气，心腹寒热，羸瘦如疟状，发作有时，诸关节风湿痹痛。

生川谷。

## 贯众

味苦，微寒。

主腹中邪热气，诸毒，杀三虫。

一名贯节，一名贯渠，一名白头，一名虎卷，一名扁符。生山谷。

## 荛花

味苦，寒。

主伤寒、温疟，下十二水，破积聚大坚癥瘕，荡涤肠胃中留癖饮食，寒热邪气，利水道。

生川谷。

## 牙子

味苦，寒。

主邪气热气，疥瘙、恶疡、疮痔，去白虫。

一名狼牙。生川谷。

## 羊踯躅

味辛，温。

主贼风在皮肤中淫淫痛，温疟，恶毒，诸痹。

生川谷。

## 芫花

味辛，温。

主咳逆上气，喉鸣喘，咽肿短气，蛊毒，鬼疟，疝瘕，痈肿，杀虫鱼。

一名去水。生川谷。

### 姑活

味甘，温。

主大风邪气湿痹寒痛。久服轻身，益寿耐老。

一名冬葵子。

编者按：本书出现两个冬葵子，姑活（一名冬葵子）性温；而冬葵子（并非姑活）性寒。本书两个冬葵子，疑非同一药物。

### 别羁

味苦，微温。

主风寒湿痹，身重，四肢疼酸寒邪气，历节痛。

生川谷。

### 商陆

味辛，平。

主水胀，疝瘕，痹，熨除痈肿，杀鬼精物。

一名葛根，一名夜呼。生川谷。

### 羊蹄

味苦，寒。

主头秃、疥瘙，除热，女子阴蚀。

一名东方宿，一名连虫陆，一名鬼目。生川泽。

### 萹蓄

味苦，平。

主浸淫、疥瘙、疽、痔，杀三虫。

一名萹竹。生山谷。

### 狼毒

味辛，平。

主咳逆上气，破积聚，饮食寒热，水气，恶疮，鼠瘘，疽蚀，鬼精蛊毒。杀飞鸟走兽。

一名续毒。生山谷。

### 鬼臼

味辛，温。

主杀蛊毒，鬼疰精物，辟恶气不祥，逐邪

解百毒。

一名爵犀，一名马目毒公，一名九臼。生山谷。

## 白头翁

味苦，温。

主温疟，狂易寒热，癥瘕积聚，瘿气，逐血止痛，金疮。

一名野丈人，一名胡王使者。生山谷。

## 羊桃

味苦，寒。

主熛热身暴赤色，风水，积聚，恶疡，除小儿热。

一名鬼桃，一名羊肠。生川谷。

## 女青

味辛，平。

主蛊毒，逐邪恶气，杀鬼温疟，辟不祥。

一名雀瓢。生山谷。

## 连翘

味苦，平。

主寒热，鼠瘘，瘰疬，痈肿，恶疮，瘿瘤，结热，蛊毒。

一名异翘，一名兰华，一名折根，一名轵，一名三廉。生山谷。

## 石下长卿

味咸，平。

主鬼疰精物邪恶气，杀百精蛊毒老魅注易，亡走，啼哭悲伤，恍惚。

一名徐长卿。生池泽、山谷。

## 兰茹

味辛，寒。

主蚀恶肉，败疮死肌，杀疥虫，排脓恶血，除大风热气，善忘不乐。

生川谷。

**乌韭**

味甘，寒。

主皮肤往来寒热，利小肠膀胱气。

生山谷石上。

**鹿藿**

味苦，平。

主蛊毒，女子腰腹痛不乐，肠痈，瘰疬疡气。

生山谷。

**蚤休**

味苦，微寒。

主惊痫摇头弄舌，热气在腹中，癫疾，痈疮，阴蚀，下三虫，去蛇毒。

一名蚩休。生川谷。

**石长生**

味咸，微寒。

主寒热，恶疮大热，辟鬼气不祥。

一名丹草。生川谷。

## 陆英

味苦，寒。

主骨间诸痹，四肢拘挛疼酸，膝寒痛，阴痿，短气不足，脚肿。

生川谷。

## 荩草

味苦，平。

主久咳，上气喘逆，久寒惊悸，痂疥、白秃疡气，杀皮肤小虫。

生川谷。

## 牛扁

味苦，微寒。

主身皮疮热气，可作浴汤。杀牛虱小虫，又疗牛病。

生川谷。

## 夏枯草

味苦、辛,寒。

主寒热,瘰疬,鼠瘘,头疮,破癥,散瘿结气,脚肿湿痹,轻身。

一名夕句,一名乃东。生川谷。

## 屈草

味苦,微寒。

主胸胁下痛,邪气肠间寒热,阴痹。久服轻身益气耐老。

生川泽。

## 巴豆

味辛,温。

主伤寒,温疟寒热,破癥瘕,结聚坚积,留饮痰癖,大腹水胀,荡练五脏六腑,开通闭塞,利水谷道,去恶肉,除鬼毒、蛊疰物邪,杀虫鱼。

一名巴椒。生川谷。

## 蜀椒

味辛，温。

主邪气咳逆，温中，逐骨节皮肤死肌，寒湿痹痛，下气。久服之，头不白，轻身增年。

生川谷。

## 皂荚

味辛、咸，温。

主风痹死肌，邪气风头，泪出，利九窍，杀精物。

生川谷。

## 柳华

味苦，寒。

主风水，黄疸，面热黑。

一名柳絮。

叶，主马疥痂疮。实，主溃痈，逐脓血。子汁，疗渴。

生川泽。

### 楝实

味苦，寒。

主温疾、伤寒大热，烦狂，杀三虫，疥疡，利小便水道。

生山谷。


### 郁李仁

味酸，平。

主大腹水肿，面目四肢浮肿，利小便水道。根，主齿龂肿，龋齿，坚齿。

一名爵李。生高山、川谷及丘陵上。


### 莽草

味辛，温。

主风头，痈肿、乳肿，疝瘕，除结气，疥瘙，杀虫鱼。

生山谷。


### 雷丸

味苦，寒。

主杀三虫，逐毒气，胃中热，利丈夫，不利女子，作摩膏，除小儿百病。

生山谷土中。

## 梓白皮

味苦，寒。

主热，去三虫。叶，捣傅猪疮。饲猪肥大三倍。

生山谷。

## 桐叶

味苦，寒。

主恶蚀疮，著阴。皮，主五痔，杀三虫。花，主傅猪疮。饲猪肥大三倍。

生山谷。

## 石南

味辛，平。

主养肾气，内伤阴衰，利筋骨皮毛。实，杀蛊毒，破积聚，逐风痹。

一名鬼目。生山谷。

### 黄环

味苦，平。

主蛊毒，鬼疰鬼魅邪气在脏中，除咳逆寒热。

一名凌泉，一名大就。生山谷。

### 溲疏

味辛，寒。

主身皮肤中热，除邪气，止遗溺。可作浴汤。

生川谷及田野、故丘墟地。

### 鼠李

主寒热，瘰疬疮。

生田野。

### 松萝

味苦，平。

主瞋怒，邪气，止虚汗，头风，女子阴寒肿痛。

一名女萝。生川谷。

## 药实根

味辛，温。

主邪气诸痹疼酸，续绝伤，补骨髓。

一名连木。生山谷。

## 蔓椒

味苦，温。

主风寒湿痹，历节疼，除四肢厥气，膝痛。

一名家椒。生川谷及丘冢间。

## 栾华

味苦，寒。

主目痛泪出伤眦，消目肿。

生川谷。

### 淮木

味苦，平。

主久咳上气，伤中虚羸，女子阴蚀，漏下赤白沃。

一名百岁城中木。生平泽。

### 大豆黄卷

味甘，平。

主湿痹筋挛膝痛。

生大豆，涂痈肿，煮汁饮，杀鬼毒，止痛。

赤小豆，主下水，排痈肿脓血。

生平泽。

### 腐婢

味辛，平。

主痎疟寒热邪气，泄利，阴不起，病酒头痛。

### 瓜蒂

味苦，寒。

主大水，身面四肢浮肿，下水，杀蛊毒，咳逆上气及食诸果病在胸腹中，皆吐、下之。

生平泽。

### 苦瓠

味苦，寒。

主大水，面目、四肢浮肿，下水，令人吐。

生平泽。

### 六畜毛蹄甲

味咸，平。

主鬼疰，蛊毒，寒热，惊痫癫痓狂走。骆驼毛尤良。

### 燕屎

味辛，平。

主蛊毒、鬼疰，逐不祥邪气，破五癃，利小便。

生平谷。

### 天鼠屎

味辛，寒。

主面痈肿，皮肤洗洗时痛，腹中血气，破寒热积聚，除惊悸。

一名鼠法，一名石肝。生山谷。

### 鼹鼠

主堕胎，令产易。

生平谷。

### 伏翼

味咸，平。

主目瞑明目，夜视有精光。久服令人熹乐，媚好，无忧。

一名蝙蝠。生川谷。

### 虾蟆

味辛，寒。

主邪气，破癥坚血，痈肿，阴疮。服之不患热病。

生池泽。

## 马刀

味辛，微寒。

主漏下赤白，寒热，破石淋，杀禽兽贼鼠。

生池泽。

## 蟹

味咸，寒。

主胸中邪气热结痛，㖞僻，面肿败漆。烧之致鼠。

生池泽。

## 蛇蜕

味咸，平。

主小儿百二十种惊痫瘛疭，癫疾，寒热，肠痔，虫毒，蛇痫。火熬之良。

一名龙子衣，一名蛇符，一名龙子单衣，一名弓皮。生川谷及田野。

**猬皮**

味苦，平。

主五痔，阴蚀，下血赤白五色，血汁不止，阴肿痛引腰背。酒煮杀之。

生川谷、田野。

**蠮螉**

味辛。

主久聋，咳逆，毒气，出刺，出汗。

生川谷。

**蜣蜋**

味咸，寒。

主小儿惊痫瘛疭，腹胀，寒热，大人癫疾、狂阳。

一名蛣蜣。火熬之良。生池泽。

**蛞蝓**

味咸，寒。

主贼风喎僻，轶筋及脱肛，惊痫挛缩。

一名陵蠡。生池泽及阴地、沙石、垣下。

## 白颈蚯蚓

味咸，寒。

主蛇瘕，去三虫、伏尸、鬼疰、蛊毒，杀长虫，仍自化作水。

生平土。

## 蛴螬

味咸，微温。

主恶血血瘀痹气，破折血在胁下坚满痛，月闭，目中淫肤，青翳，白膜。

一名蟦蛴。生平泽。

## 石蚕

味咸，寒。

主五癃，破石淋，堕胎。肉，解结气，利水道，除热。

一名沙虱。生池泽。

**雀瓮**

味甘，平。

主小儿惊痫，寒热，结气，蛊毒、鬼疰。

一名躁舍。生树枝间。

**樗鸡**

味苦，平。

主心腹邪气，阴痿，益精强志，生子，好色，补中轻身。

生川谷。

**斑猫**

味辛，寒。

主寒热，鬼疰，蛊毒，鼠瘘，恶疮，疽蚀死肌，破石癃。

一名龙尾。生川谷。

**蝼蛄**

味咸，寒。

主产难，出肉中刺，溃痈肿，下哽噎，解

毒，除恶疮。

一名蟙蚝，一名天蝼，一名蟴。夜出者良。
生平泽。


### 蜈蚣

味辛，温。

主鬼疰，蛊毒，噉诸蛇、虫、鱼毒，杀鬼
物老精，温疟，去三虫。

生川谷。


### 马陆

味辛，温。

主腹中大坚癥，破积聚，息肉，恶疮，
白秃。

一名百足。生川谷。


### 地胆

味辛，寒。

主鬼疰，寒热，鼠瘘、恶疮死肌，破癥瘕，
堕胎。

一名元青。生川谷。

## 萤火

味辛，微温。

主明目，小儿火疮，伤热气，蛊毒，鬼疰，通神精。

一名夜光。生阶地、池泽。

## 衣鱼

味咸，温。

主妇人疝瘕，小便不利，小儿中风，项强背起，摩之。

一名白鱼。生平泽。

## 鼠妇

味酸，温。

主气癃不得小便，妇人月闭血瘕，痫痉，寒热，利水道。

一名负蟠，一名蜲蛾。生平谷。

**水蛭**

味咸，平。

主逐恶血，瘀血月闭，破血瘕积聚，无子，利水道。

生池泽。

**木虻**

味苦，平。

主目赤痛，眦伤泪出，瘀血血闭，寒热，酸�，无子。

一名魂常。生川泽。

**蜚虻**

味苦，微寒。

主逐瘀血，破下血积，坚痞，癥瘕寒热，通利血脉及九窍。

生川谷。

**蜚蠊**

味咸，寒。

主血瘀癥坚寒热，破积聚，喉咽闭，内寒无子。

生川泽。

## 䗪虫

味咸，寒。

主心腹寒热洗洗，血积癥瘕，破坚下血闭，生子，尤良。

一名地鳖。生川泽。

## 贝子

味咸。

主目翳，鬼疰，蛊毒，腹痛，下血，五癃，利水道。烧用之良。

生池泽。